HYGIÈNE

DE LA VESSIE

PAR

M. le Dr PATÉZON,

Médecin-Inspecteur.

« L'organe qui semble le plus généralement atteint par l'âge, est la vessie. »

Dr R. PARISE.

(Hygiène de la vieillesse.)

PARIS

BUREAUX DE LA *GAZETTE DES EAUX*,

26, rue Monsieur-le-Prince, 26.

1886

HYGIÈNE

DE LA VESSIE

PAR

M. le Dr PATÉZON,

Médecin-Inspecteur.

« L'organe qui semble le plus généralement atteint par l'âge, est la vessie. »

Dr R. PARISE.

(Hygiène de la vieillesse.)

PARIS

BUREAUX DE LA *GAZETTE DES EAUX*,

26, rue Monsieur-le-Prince, 26.

—

1886

AD LECTOREM

On a écrit l'hygiène de la vue, l'hygiène de l'estomac; on a prodigué à ce sujet les conseils les plus variés, aux hommes, aux femmes, aux vieillards, aux jeunes gens.

Il existe des Traités qui s'appellent: Hygiène morale (Dr Joly); Hygiène de l'âme (D^r De Feuchsterleben); Hygiène des gens de lettres, de la vieillesse (Dr Réveillé-Parise); etc., etc.; mais je ne connais aucun livre ni opuscule intitulé : *Hygiène de la vessie.*

Le sujet n'est pas nouveau, mais il n'a pas encore été, que je sache, présenté sous une forme concise, tel qu'on va le lire.

J'offre donc ce petit résumé aux hommes que peut, tôt ou tard, tourmenter leur vessie, persuadé que de sa lecture peut résulter quelque profit pour leur santé.

Dr Patézon,
Médecin-Inspecteur.

Vittel, 1886.

HYGIÈNE DE LA VESSIE

« L'organe qui semble le plus ordinairement atteint par l'âge, est
la vessie. »

Dr R. Parise. — *(Hygiène de la vieillesse.)*

Quoique les conseils que nous allons donner relativement à l'hygiène des voies urinaires, s'adressent aux hommes de tous les âges, ils concernent néanmoins plus particulièrement les vieillards, qui sont plus intéressés que tous autres à la conservation de l'intégrité de ces fonctions.

Tous les hommes ne vieillissent pas de la même manière, et les ans n'impriment pas sur le genre humain un cachet uniforme; la vieillesse varie ses attaques et choisit les organes où elle portera les premiers coups.

La vessie, selon le docteur Réveillé-Parise, est l'organe qu'elle frappe le plus ordinairement ; cette prédilection a, sans doute, sa raison d'être; les pathologistes ont reconnu de tout temps que l'appareil urinaire était particulièrement soumis à des causes nombreuses de maladies. Prématurée ou tardive, c'est leur détérioration qui rend si amères pour un si grand nombre, les dernières années de leur existence, quand elle n'en abrège pas le cours.

Elles sont très nombreuses, en effet, les causes qui viennent concourir à l'affaiblissement, ensuite à la maladie des organes urinaires. La jeunesse n'en est pas exempte, l'âge mûr y est souvent exposé, mais les vieillards lui payent un lourd tribut. Les altérations de ces organes ne font que s'aggraver avec l'âge ; si la guérison n'en a pas été complète chez les jeunes gens, ce qui en reste, est un germe qui fructifiera plus tard ; et telle maladie considérée d'abord comme légère et négligée d'après cette conviction, se réveillera dans un temps plus ou moins éloigné avec des caractères plus graves et des complications plus difficiles à maîtriser.

Dans tous les cas pathologiques, les premières atteintes se manifestent par des besoins plus fréquents d'uriner, de la douleur, une sensation de brûlure au col de la vessie et les profondeurs du canal, et en même temps par des modifications de composition dans le liquide urinaire.

Le mot *dysurie*, appliqué en général aux phénomènes de ce genre, signifie grammaticalement ; *difficulté dans l'émission de l'urine*, mais ne veut pas dire : besoins fréquents d'uriner. Il n'y a pas de mot technique pour exprimer ce symptôme. La *dysurie* a des causes diverses ; et pour ne voir que celles qui résident dans l'organe vésical lui-même, nous mentionnerons : les inflammations aigües et chroniques du col vésical et du fond du canal, les catarrhes généralement purulents avec ou sans corps étrangers, les engorgements, les dégénérescences prostatiques, les tumeurs intra ou péri-vésicales, les valvules du col, les varices de la vessie, la paralysie plus ou moins complète de l'organe, les suites des opérations sur la vessie ou dans son voisinage, les affections nerveuses qui peuvent l'atteindre, etc., etc.

En dehors de la vessie, mais retentissant sur elle : les diverses espèces de gravelle, les affections diathésiques susceptibles d'envahir ces organes tout comme les autres, les maladies des reins, les rétrécissements du canal occasionnant des stagnations d'urine, les maladies du rectum, de la matrice, des ovaires, etc., etc.

M. le professeur Fournier insistait dernièrement, dans ses

leçons, sur l'importance de certains dérangements dans les fonctions urinaires, comme signes prémonitoires de l'ataxie locomotrice. Il est peu de gens âgés dont les organes et les fonctions urinaires échappent à l'influence déprimante de la vieillesse. Les reins ne sécrétent plus ni aussi abondamment ni aussi facilement l'urine ; ce liquide même subit des modifications dans sa composition : il se concentre, devient plus acide, par conséquent plus irritant. La vessie elle-même diminue de capacité, ses parois s'épaississent.

Les besoins fréquents d'uriner coïncidant avec l'épaississement des parois de l'organe peuvent être alternativement cause ou effet. Si l'on admet un épaississement primitif des parois de l'organe, partant la diminution de sa capacité, on comprend que les besoins d'uriner seront plus fréquents en raison des défauts de dilatabilité de ses parois. D'autre part, si les besoins fréquents d'uriner n'ont laissé séjourner dans la vessie que peu d'urine à la fois, son ampleur diminuera progressivement et ses parois s'épaissiront ; de là, un cercle vicieux et une coïncidence fréquente de ces deux états presque inséparables l'un de l'autre ; maladie de l'organe et dérangement de la fonction. Que cet état pathologique de la vessie survienne progressivement par le fait de l'âge, ou brusquement pour une cause banale, l'homme qui en est la victime n'en est pas moins affligé, et aucune maladie ne conduit plus vite le vieillard à la décrépitude. En effet, non seulement les pertes matérielles de pus, de sang, de mucus, apportent leur contingent à l'affaiblissement, mais toutes les fonctions de l'économie, tant au physique qu'au moral, voire même l'insomnie, viennent chacune, pour leur part, y concourir.

Les causes de ces accidents en général sont résumées avec autorité dans quelques lignes de l'introduction du livre de Sœmmering sur les maladies de la vessie, et confirment tout ce que nous avons dit à ce sujet.

« Les maladies de la vessie, dit-il, affectent plus particulièrement la vieillesse que les autres époques de la vie; les savants et les hommes d'État lui payent un large tribut. Elles sont plus communes dans les pays froids et plus fréquentes de nos jours que jadis. (Que dirait-il maintenant?) Ne sont-ce pas en effet les hommes riches, qui par des courses fréquentes à cheval, par l'exercice de la chasse, irritent et fatiguent ces organes. Ce sont eux qui cherchent par des médicaments dangereux à réveiller leurs aptitudes génitales engourdies ou éteintes ; ce sont eux, (et même beaucoup d'autres), qui distendent leur vessie par l'excès des boissons et l'usage de condiments propres à exciter leur appétit languissant. Ce sont eux, (et bien autant ceux qui ne sont pas riches), qui, attachés par leur ambition ou par leurs affaires auprès d'un bureau, ou qui, conduits par une passion funeste auprès d'une table de jeu, n'écoutant pas la voix impérieuse de la nature, résistent obstinément au besoin qui les presse, et sont enfin punis par les maux de ces mêmes parties. »

Rangeons encore dans cette dernière catégorie ceux à qui leurs devoirs ou des fonctions particulières ne permettent pas d'obéir immédiatement à leurs besoins, comme: un prédicateur pendant son sermon, un magistrat pendant une audience, un orateur pendant un discours, un avocat pendant un plaidoyer, un prêtre pendant une cérémonie religieuse, tout le monde enfin, au bal, au théâtre, dans des réunions où il y a des dames, etc.

La scène se déroule ordinairement de la manière suivante : le besoin d'uriner commence à se faire sentir d'une manière peu pressante; c'est d'abord un simple avertissement auquel on résiste sans grand effort par la contraction des muscles du périnée. Il s'écoule un certain temps avant que le besoin se reproduise; mais quand il reparaît, les efforts de résistance doivent être un peu plus prolongés, le calme revient encore. Ensuite, vous voyez le patient, s'il est assis, se déplacer fréquemment sur sa chaise, se pencher en avant, à droite, à gauche, se renverser en arrière, se croiser les jambes, porter la main à la région suspecte, manifester des signes d'impatience, d'inquiétude. Cet état va toujours en augmentant avec ou sans maux de reins, souvent quelques gouttes d'urine s'échappent avec quelque peu de soulagement; non seulement il ne fait pas d'efforts pour uriner, mais il fait au contraire de très grands efforts pour se retenir ; heureux si, à ce moment, il peut aller satisfaire le besoin qui le presse, il en est temps encore, dans quelques minutes il sera trop tard, car la vessie continue à s'emplir et se distendre. Donc, si à ce moment, le besoin d'uriner peut être satisfait, la mixtion se fera d'abord attendre, puis quelques gouttes arriveront, arrêtées aussitôt par la contraction spasmodique du col vésical, mais les efforts, la pression, les tiraillements de la verge finiront par rétablir le cours de l'urine et la vessie se videra, tant bien que mal, peut-être pas du premier coup, mais à peu près toujours très lentement. Si les conditions dans lesquelles on se trouve ne permettent pas de profiter pour vider sa vessie d'un besoin plus poignant que les précédents, le calme s'établit, calme trompeur qui fait croire à la disparition du danger et qui n'en est que la confirmation. En effet, quoique le besoin ait cessé, la vessie a continué à se distendre, et quand on a enfin le loisir d'uriner, on ne le peut plus. C'est alors que les efforts sont impuissants, que les tiraillements de la verge sont d'inutiles tentatives, c'est alors que l'inquiétude s'empare du patient et qu'il arrive à un état d'autant plus affolé et inquiétant que les pressions sur son bas-ventre globuleux déterminent de la douleur, qu'en un mot tous ses efforts n'aboutissent qu'à le congestionner — il est en proie à une rétention d'urine.

Quelques-uns sont assez heureux pour vider assez complètement leur vessie pendant un bain prolongé, mais c'est le plus petit nombre; il faut avoir généralement recours à la sonde, et je conseille de le faire le plus tôt possible.

La distension considérable qu'a subie la vessie ne permet plus à cet organe de revenir sur lui-même, il devient passif, subit souvent les atteintes de la paralysie qui laisse le liquide urinaire stagner dans son intérieur et y subir des décompositions généralement de mauvaise nature.

Tel est trop fréquemment, le tableau des phénomènes successifs qui viennent aboutir à la rétention d'urine par suite de la résistance au besoin d'uriner, prolongée outre mesure.

« La vessie ne doit pas, dit Sœmmering, jouer le rôle d'un sac inerte, mais être déplacée par l'exercice, *et vidée en temps utile.* »

L'inertie et la paralysie vésicales connaissent encore des causes autres que celle sur laquelle nous venons d'insister. Chez la femme, l'hystérie doit être mise au premier rang; l'affaiblissement sénile est aussi une cause de parésie urinaire.

« A peine l'homme a-t-il dépassé quarante à quarante-cinq ans, dit R. Parise, qu'il s'aperçoit déjà de l'affaiblissement plus ou moins prononcé des organes qui concourent à la sécrétion et à l'expulsion des urines ; la santé étant d'ailleurs pleine et entière. La vessie éprouve avec l'âge de notables altérations dans sa texture, son action, son ampleur, sa sensibilité. Cet organe diminue de capacité, il se rapetisse et souvent ses parois s'épaississent. La diminution de son action contractile se fait remarquer par le manque de tonicité ; le jet est moins fort, moins rapide, moins continu ; elle se vide moins complètement ; ce qui reste dans le bas-fond se trouble, se charge de mucosités, de produits purulents, » et ces détériorations peuvent atteindre des vessies saines, c'est-à-dire, des organes non prédisposés par des causes antérieures, à la maladie.

La force de résistance va en diminuant avec les années, tandis que les assauts de la maladie sont de plus en plus multipliés. La vieillesse seule n'est-elle pas elle-même une maladie? *Senectus ipsa morbus,* dit Cicéron.

Ce n'est pas tout. Le refroidissement, en général, soit aux pieds, soit au ventre, l'équitation trop prolongée, déjà signalée avant Sœmmering, un long voyage dans une voiture mal suspendue, la chute du rectum, le séjour des matières dures dans l'intestin, le catarrhe vésical, l'apoplexie, les spasmes du col de la vessie de nature nerveuse ou inflammatoire, la colère, la peur, une constitution arthritique, l'augmentation du volume de la prostate. Nous insistons à nouveau sur toutes ces influences causales.

Civiale, qui fait autorité en matière de pathologie urinaire, dit, dans son *Traité* sur ces maladies, que les affections nerveuses du col vésical ont pour cause, deux fois sur trois, tantôt l'influence du froid, tantôt des affections vives et subites de l'âme, mais surtout, *la résistance aux premiers besoins d'uriner*, en voyage particulièrement.

Les maladies de la vessie impriment une profonde empreinte sur toute la constitution. C'est encore Civiale qui fait remarquer qu'il n'est pas rare qu'on soit consulté par des personnes qui souffrent réellement peu des organes urinaires, bien que leur santé dépérisse d'une manière rapide. Dans ces cas, on découvre un certain degré d'atonie de la vessie caractérisé par une miction insuffisante, par la rétention d'une quantité d'urine plus ou moins considérable après les évacuations supposées complètes, et un commencement de catarrhe vésical; ces cas sont généralement graves, si l'on n'y remédie promptement.

D'autre part, il est très rare que le cerveau reste étranger à ce qui se passe du côté des voies urinaires. Les fonctions urinaires et l'imagination peuvent s'influencer réciproquement, même à l'état de santé. Tout le monde sait que certains hommes sont incapables d'émettre une seule goutte d'urine s'ils ont quelqu'un autour d'eux, ou s'ils se trouvent dans un endroit où ils craignent qu'on puisse les apercevoir; simple effet de l'imagination; mais il y a des cas plus graves.

« Que les lésions des organes urinaires, dit Civiale, soient ou non accompagnées d'altérations organiques appréciables, il n'y a qu'un très petit nombre de malades qui n'en ressentent pas une impression profonde ; presque tous sont enclins à la tristesse, à la mélancolie, au désespoir ; quelques-uns, quoique faiblement atteints, s'imaginent être frappés à mort, et n'espèrent qu'à peine la guérison qu'on leur promet. Il en est chez lesquels cette défiance extrême devient une source d'incessantes tribulations et met obstacle à leur rétablissement. On sait, que même en santé, il suffit de penser à uriner pour en éprouver presque aussitôt le besoin ; dans l'état de maladie, ces besoins factices sont encore plus prompts à se manifester et tellement impérieux que les malades ne sauraient y résister. Or, on urine toujours mal quand la vessie n'est pas suffisamment remplie ; alors, tantôt le malade redoute une rétention d'urine, et cette crainte le rend misérable, tantôt la vessie s'accoutume à se vider avant d'être pleine, et une fois l'habitude établie, il est difficile de la rompre. »

L'effet de l'imagination sera bien autre, s'il s'agit d'un vieillard qui aura déjà passé par les angoisses de la rétention d'urine. Dès que cette fonction paraîtra vouloir se ralentir ou ne pas s'exécuter convenablement, les efforts infructueux, l'inquiétude, la frayeur, et enfin une effroyable terreur s'emparent de lui ; le cerveau, réagissant à son tour sur l'organe rend plus complète la rétention ; le même individu, qui avec un peu de sangfroid aurait pu vider la vessie, ne le pourra pas par la crainte d'échouer dans ses tentatives. Cette fonction qui doit forcément s'accomplir tôt ou tard, mais qui doit s'accomplir quand même dans certaines limites de temps, ne peut laisser impassible une imagination déjà troublée et affaiblie, pour peu que cette limite se prolonge : la perspective de la sonde, ou la perspective d'une opération plus grave ou plus douloureuse que le cathétérisme, achève de le troubler et l'on a vu des hommes être pris de délire dans un temps relativement court, après les premières tentatives infructueuses de miction.

Cette fonction est tellement importante que « quand deux vieillards s'abordent, ils devraient, dit Civiale, se demander : *Comment urinez-vous*, plutôt que, comment vous portez vous? »

L'énumération des différentes circonstances qui agissent comme causes capables de donner lieu à des maladies urinaires, et surtout à la rétention d'urine, va nous conduire directement à l'exposé des moyens propres à les éviter, c'est-à-dire, des préceptes hygiéniques applicables au maintien de l'intégrité des fonctions de ces organes; l'*hygiène de la vessie* ne consiste pas en autre chose qu'à éviter ces causes diverses, qu'il étaiti ndispensable d'étudier tout d'abord.

Avant tout, il ne faut pas que, dans sa jeunesse, l'homme prépare pour ses vieux ans, un lit d'épines; si l'usage modéré d'un organe contribue à la santé, l'abus qu'on en fait mène à un résultat tout contraire. Ce précepte est par dessus tout applicable aux organes génito-urinaires. La continence complète trouve souvent chez les jeunes gens son correctif naturel dans des évacuations nocturnes qui suppléent au défaut d'exercice; mais chez les hommes avancés en âge, la continence devient une nécessité, car rien ne trouble et ne déprime le vieillard comme l'usage de ces plaisirs qui doivent lui être défendus.

Si nous avons insisté sur les effets désastreux de la résistance aux besoins d'uriner, c'était pour faire comprendre le sérieux conseil que je donne à tout homme de cabinet, d'habitudes sédentaires ou à tout autre, de ne résister que le moins possible à ce besoin. Ce précepte sanctionné par tous les hygiénistes, n'a pas été oublié par l'École de Salerne.

> In die, mictura vicibus sex fit naturalis.
> Non cesses mingens, si rex processerit iens.

Antiquo more, mingens, pedis absque pudore,
Mingere cum bombis, res est saluberrima lumbis.
Ne mictum retine.

Ces sages avis conviennent à tous les âges, mais particulièrement à la vieillesse.

Ne mictum retine.

« Non seulement on doit accomplir cette fonction sans délai, mais bien s'assurer encore que la vessie est complètement vide. — Dr R. Parise. »

Mettant à profit certaines petites découvertes familières aux hommes atteints de dysurie, tout individu qui éprouvera quelque difficulté pour uriner ne devra en négliger aucune, afin d'éviter la rétention.

Poser les pieds nus sur un corps froid, tirer et allonger la verge, l'asperger d'eau froide ou l'immerger dans un liquide à basse température, varier les positions du corps, s'accroupir, marcher, aller en plein air : telles sont quelques-unes des précautions usitées en pareille circonstance.

Les grands bains, les cataplasmes de farine de graine de lin, de poireaux appliqués sur le bas-ventre ; l'éther, l'opium, la saignée même, tout est bon à employer. Le docteur Fischer, selon Sœmmering, a observé que rien ne fait cesser plus promptement la rétention que la combustion du soufre sous le nez du malade..? C'est à essayer.

« M. le chevalier X... résidant à Montpellier, sujet à une grave et ancienne rétention d'urine, se voit souvent tout à coup dans l'impossibilité d'uriner. Soit hasard, soit instinct, s'étant aperçu qu'en pinçant entre les dents l'intérieur des joues, il parvient quelquefois à évacuer, il use de ce moyen qui le dispense de recourir à la sonde. — Dr Maisonabe. »

Ticho-Brahé, l'astronome, se trouvant dans la voiture de l'empereur Rodolphe de Hapsbourg, éprouva un vif

besoin d'uriner ; mais n'osant pas, par bienséance, le manifester, il fut pris, le soir même, d'une inflammation de
la vessie qui ne tarda pas à devenir mortelle. Les besoins
d'uriner deviennent surtout impérieux après les repas ; certains liquides comme le vin blanc, le café, l'eau-de-vie,
augmentent la sécrétion rénale et remplissent rapidement
la vessie. Ce moment peut devenir critique pour les hommes
que presse le besoin d'uriner.

« A l'un des dîners de Frédéric II, où l'on restait plus de
quatre heures à table, il advint, à un certain abbé nommé
Bastiani, un besoin si pressant qu'il se leva. Le roi lui dit :
« Où allez-vous donc, l'abbé ? » Celui-ci répondit : « Je n'en puis
plus. — Mais, dit le roi, que ne faites-vous comme moi ? — Oh,
sire, c'est que chez vous, tout est grand, jusqu'à la vessie.
Les assistants éclatèrent de rire et l'abbé courut se sou-
lager. » — R. Parise.

En pareille occurrence, les choses se passent plus sim-
plement et avec moins d'esprit. L'oubli de ces préceptes a
conduit plus d'un vieillard à la triste nécessité de l'usage
fréquent de la sonde, ou même à l'obligation de la con-
server à demeure dans la vessie.

Quant à l'influence du système nerveux sur la miction,
rien n'est moins contestable. Le Dr Maisonabe raconte
qu'ayant donné des soins à un malade en collaboration
avec le professeur Lordat, et l'ampleur du canal étant plus
que suffisante pour laisser passer le liquide, il arriva qu'un
jour on décida que le malade ne garderait plus sa sonde
en place... la sonde retirée, le malade ne put évacuer les
urines quoique le canal fut d'un tiers plus large qu'à l'or-
dinaire ; il fallut, en l'occupant d'objets divers, détourner
son attention de son état, et alors l'urine se mit à couler
abondamment.

Dans des cas analogues, et qui ont pour cause un spasme
des voies urinaires, le remède moral se trouve indiqué.
Rassurer le malade, le distraire, l'entretenir de choses

étrangères à son état, dans le but de le lui faire oublier momentanément, l'engager à suspendre tout effort : tel est le traitement à employer.

Quoique les lavages de la vessie au moyen de la sonde, soit avec de l'eau pure, soit avec de l'eau médicamenteuse rentrent plus dans les pratiques de la chirurgie que dans celles de l'hygiène, elles ont été cependant conseillées à ce dernier titre, et non sans raison. Elles ont pour effet, de vider complètement l'organe, d'en nettoyer l'intérieur, d'expulser les produits muqueux, sanguins, purulents, qu'elle renferme, de soustraire ses parois au contact nuisible de ces matières, de modifier et diminuer les sécrétions morbides de la muqueuse, et enfin d'éloigner les besoins d'uriner. Je recommande aux hommes qui prennent de l'âge, et qui commencent à trouver des charmes à la paresse, de ne jamais uriner la nuit couchés sur le dos ou sur le côté. Dans cette position, la vessie se vide mal, les muscles du ventre ne servant presque à rien, et le col vésical étant mal placé; il faut descendre du lit ou tout au moins se mettre à genou sur sa couche.

S'il existe quelque obstacle dans le canal, M. le Dr Béranger-Féraud conseille de comprimer la verge entre deux doigts, de faire effort, et de lâcher brusquement.

« Qui n'a observé sur soi-même, dit le Dr Chamberet, que pour peu qu'on se soit arrêté plusieurs fois de suite pour uriner, à tel angle de mur, ou près de telle borne, le besoin d'uriner se fait sentir et que l'on est obligé de le satisfaire toutes les fois que l'on passe près du même lieu. » Cette prédisposition due à l'habitude, pourra quelquefois être mise à profit dans les cas de dysurie.

Le voisinage de gens heureux vidant avec satisfaction leur réservoir urinaire, invite à en faire autant.

« Le besoin d'uriner est communicatif comme le rire, comme l'éternuement, comme les larmes. » — Dr Bouloumié.

L'usage d'un urinal diurne ou nocturne est de pratique vulgaire.

Après le régime moral, on doit réserver une place au régime alimentaire et somatique.

Les aliments, les condiments, les boissons doivent être l'objet d'un choix raisonné par quiconque a des plaintes à formuler contre sa vessie ; nous allons indiquer rapidement ceux qu'il convient d'éviter.

« Les aliments pris en trop grande abondance produisent la pléthore et conduisent à l'hypertrophie de la prostate. — Ch. Horion. »

Il faut un régime mixte, suffisant, mais sans excès ; des viandes ordinaires, des viandes blanches, des légumes, du poisson ; éviter les viandes lourdes, les salaisons, les poissons huileux. Les asperges, malgré leur réputation diurétique que je crois peu méritée, doivent être absolument proscrites aux individus atteints de maladies de vessie, et surtout aux vieillards. On a cité des cas de rétention d'urine dus à l'usage copieux de cet aliment.

Le cresson, l'oseille, les tomates, les fruits acides, les condiments irritants, poivre, gingembre, moutarde, outre les produits dont ils déterminent le dépôt dans les urines, occasionnent en outre de l'ardeur dans l'émission du liquide.

On connaît dans les pays à bière une rétention d'urine occasionnée par l'abus de cette boisson. Le meilleur moyen de la faire cesser, consiste dans l'absorption d'un petit verre d'eau-de-vie, ou selon les Belges, par l'introduction d'un grain de sel dans la fosse naviculaire.

Les influences morales et psychiques, ayant, ainsi que nous l'avons dit, une action incontestable sur les fonctions de la vessie, il est de toute utilité que le vieillard s'abstienne de tout ce qui peut influencer érotiquement son imagination ; par conséquent, qu'il s'interdise les lectures lubrique ainsi que la fréquentation des femmes dangereuses.

La possibilité d'une rétention d'urine, et la crainte d'en être pris, ont suffi, dans certains cas pour la produire. Civiale conseille aux hommes qui sont dans ce cas, de porter toujours une sonde sur eux; la sécurité que leur inspire la présence de cet instrument qu'ils savent avoir sous la main en cas de besoin a suffi à plusieurs, pour les préserver de la rétention.

Le froid en général, le froid humide, le froid aux pieds augmentent la sécrétion rénale; autant de choses à éviter. Les vêtements devront être toujours suffisamment chauds, et pour soustraire la région vésicale aux refroidissements, il est bon, surtout à partir des premières fraîcheurs de l'automne, de porter sur le bas-ventre une fourrure; la peau de chat, sauvage ou non, remplit parfaitement ce but. Tout homme habitant au nord du 45e degré devra, si sa fortune le lui permet, quitter son habitation et aller hiverner sur le littoral de la Méditerranée ou en Algérie.

L'usage des bains ne doit pas être négligé, à moins que le sujet ne soit goutteux; nous savons que les bains facilitent la miction; les bains de mer sont défendus; mais on tirera un grand profit, au point de vue de la constitution, en général, des frictions sèches et du massage. L'hydrothérapie, utile aux personnes qui réagissent avec facilité, ne devra pas être conseillée aux vieillards; mais le matin, au lever, une toilette générale avec de l'eau tiède ou à peine dégourdie, suivie d'une friction avec de la flanelle ou un gant de crin ne peuvent être que d'une grande utilité.

Enfin, reste la question des eaux minérales. Nous devons faire à ce sujet une distinction importante. Si les urines renferment des sédiments, des dépôts uriques, phosphatiques, muqueux, sanguins, purulents sans corps étranger, il y aura à se préoccuper non seulement de l'hygiène, mais du traitement d'un pareil état; alors, des eaux minérales appropriées devront être prescrites sur place surtout, c'est le moyen le plus rationnel pour ces sortes de cas. S'il n'est question que de quelques difficultés de miction, tenant plus à l'âge qu'à de véritables désordres matériels, une cure d'eau minérale ne sera pas aussi indispensable que précédemment, sans cependant être inutile.

En somme, le régime alimentaire, les précautions concernant l'habitation, le vêtement, doivent être maintenus dans un état d'équilibre commandé par la force et les habitudes du sujet. Ses aptitudes morales et intellectuelles doivent être secondées ou combattues suivant les cas; elles doivent être pondérées au point de ne fonctionner ni trop ni trop peu. Par conséquent, l'hygiène qui a pour but de maintenir la santé des organes urinaires, à part quelques conditions spéciales, emprunte ses préceptes à l'hygiène générale dont l'importance est telle, quand elle s'applique aux hommes âgés, qu'on a pu dire avec raison, qu'elle était la meilleure médecine à leur appliquer.

Paris. — Imp. Gauthier-Villars, quai des Grands-Augustins, 55.